Fitness-Ernährung Auf Deutsch/ Fitness nutrition In German:

Wie Sie Ihr körperliches Potenzial durch richtiges Training und Essen freisetzen

Inhaltsverzeichnis

ursprüngliche Autor dieses Werkes in irgendeiner Weise als haftbar für irgendwelche Komplikationen oder Schäden angesehen werden kann, die ihnen nach der Durchführung der hier beschriebenen Informationen widerfahren könnten.

Darüber hinaus dienen die Informationen auf den folgenden Seiten nur zu Informationszwecken und sollten daher als universell angesehen werden. Wie es sich für sie gehört, werden sie ohne Gewähr für ihre verlängerte Gültigkeit oder vorläufige Qualität präsentiert. Erwähnte Marken werden ohne schriftliche Zustimmung verwendet und können in keiner Weise als Unterstützung des Markeninhabers angesehen werden.

Einführung

Herzlichen Glückwunsch zum Herunterladen von Fitness-Ernährung und vielen Dank dafür.

In den folgenden Kapiteln wird erörtert, wie Sie Ihr unbegrenztes Potenzial freisetzen, durch gesunde Ernährung toll aussehen und entsprechend Ihren körperlichen Bedürfnissen trainieren können.

Es gibt viele Bücher zu diesem Thema auf dem Markt, vielen Dank noch einmal, dass Sie sich für dieses Buch entschieden haben! Es wurde alles getan, um sicherzustellen, dass es mit so vielen nützlichen Informationen wie möglich gefüllt ist, viel Spaß damit!

Stellen Sie sich Ihren Traumkörper vor... haben Sie ihn? Gut, nun stellen Sie sich vor, dass Sie Ihren Traumkörper durch intensives Training und köstliche Rezepte, die einfach und leicht zu befolgen sind, erreichen können. Die Ernährung ist der wichtigste Aspekt, um gut auszusehen und sich gut zu fühlen.

In diesem Buch gibt es 11 Trainingseinheiten, die von Kardio über HIIT (High-Intensity Interval Training), einfache Körpergewichtsübungen... bis hin zu Trainingseinheiten, die keinerlei Ausrüstung erfordern, reichen.

JEDES EINZELNE WORKOUT kann zu Hause durchgeführt werden; Sie brauchen keine ausgefallenen Fitnessgeräte, um das zu erreichen, was Sie sich wünschen, es genügt die Einstellung.

Die folgenden Gewichtheben-Trainings beinhalten:

- Brust, Schultern und Trizeps

- Rücken, Bizeps und Bauchmuskeln
- Obere und untere Bauchmuskeln
- Schrägen und Hüften
- Innere und äußere Oberschenkel
- Achillessehnen, Quads und Waden
- Ein totales Gesäß-Training

Hier ist die Ausrüstung, die Sie benötigen: eine Yogamatte, eine Hantelbank oder einen Fitnessball, Hanteln, Gewichte (es werden fast keine oder nur geringe Gewichte benötigt) und ein Medizinball.

Jede Übung beinhaltet eine Aufwärmsequenz, die notwendig ist, um Verletzungen zu vermeiden und Ihnen zu helfen, mehr Fett zu verbrennen. Es ist wichtig, sich nach jedem Training abzukühlen. Sie können einen fünf- oder zehnminütigen Spaziergang um den Block oder Ihre Wohnung/Ihr Haus machen oder einige leichte Yoga-Stellungen einnehmen. Die Abkühlung ist ganz Ihnen überlassen. Es wird empfohlen, drei Tage pro Woche zu trainieren, wobei Sie für jeden Tag verschiedene Muskelgruppen ansprechen und sich dann einen Ruhetag für den richtigen Muskelaufbau gönnen. Wenn Sie die Routine und die Rezepte, die ich in diesem Buch behandelt habe, befolgen, sind Ihnen ausgezeichnete Ergebnisse garantiert.

Fröhliches Trainieren!

Kapitel 1: Brust, Schultern und Trizeps

Es ist wichtig, dass Sie die Muskelgruppen aufwärmen, die Sie an diesem Tag bearbeiten wollen. Wenn Sie das nicht tun, besteht ein ernsthaftes Verletzungsrisiko, wenn die Muskeln und Gelenke nicht richtig vorbereitet sind.

Aufwärmen

1. Marschieren Sie auf der Stelle:

Marschieren Sie 60 Sekunden lang auf der Stelle. Geben Sie Ihr Bestes, um nicht nur in schnellem Tempo zu gehen, sondern auch Ihre Knie so hoch zu heben, wie sie können.

2. Hohe Knie:

Dies ist eine übertriebene Version des Marsches auf der Stelle. Dies soll Ihre Herzfrequenz erhöht halten und Ihnen helfen, mehr Kalorien zu verbrennen. Sie werden schnell an Ort und Stelle laufen, wobei Ihre Ellenbogen Ihre Taille berühren und Ihre Unterarme und Handflächen parallel zum Boden ausgestreckt sind. Versuchen Sie Ihr Bestes, Ihre Knie so schnell wie möglich 60 Sekunden lang mit den Handflächen zu berühren.

3. Boxen Kniebeuge:

Setzen Sie Ihre Füße schulterbreit auseinander, während Sie in der Hocke den Rücken gerade halten. Halten Sie Ihre Hände an der Brust und strecken Sie Ihren Hintern in der Hocke heraus. Drehen Sie sich beim Aufstehen abwechselnd nach links und rechts, wenn Sie in der Hocke sind. Heben Sie sich auf, schlagen Sie mit dem rechten Arm nach links und drehen Sie den rechten Fuß in den Schlag hinein. Lassen Sie sich in die Hocke fallen, stehen Sie auf und schlagen Sie dann mit dem linken Arm nach rechts. Wiederholen Sie das Ganze 60 Sekunden lang.

4. Großarmkreise:

Bringen Sie Ihre Arme über den Kopf und machen Sie ein "V". Machen Sie dann große, weite Kreise mit Ihren Armen. Gehen Sie 30 Sekunden lang vorwärts. Weitere 30 Sekunden lang in die entgegengesetzte Richtung.

5. Kreise aus dem Handgelenk:

Nehmen Sie Ihre Hände am Brustpanzer zusammen und verschränken Sie die Finger. Bewegen Sie nur Ihre Handgelenke für 60 Sekunden.

Training

1. Langhantel-Schulterpresse:

Stellen Sie Ihre Füße so auf, dass sie sich gerade außerhalb der imaginären vertikalen Linie befinden, die Sie von Ihren Schultern herunterziehen könnten. Halten Sie die Handflächen nach innen gerichtet, greifen Sie die Stange und halten Sie Ihre Hände etwas weiter als die Schultern - achten Sie darauf, dass Ihre Handgelenke gerade bleiben. Halten Sie Ihre Ellbogen etwas weiter vorne als die Hantel, dies wird helfen, die Hantel an ihrem Platz zu halten. Drücken Sie die Langhantel nach oben, und drücken Sie dabei den Kopf durch die Arme, sobald die Langhantel über Ihrem Kopf ist. Machen Sie vier Wiederholungen; 15-12-10-5

2. Einarmige, aufrechte Reihe:

Halten Sie eine Hantel in einer Hand an der Seite, die Handflächen nach hinten gerichtet. Bringen Sie die Hantel auf Kinnhöhe und halten Sie den Ellenbogen höher als das Handgelenk. Lassen Sie die Hantel langsam in die Ausgangsposition zurückfallen. Wiederholen Sie den Vorgang auf der anderen Seite nach einem Satz. Wiederholen Sie vier Sätze: 15-12-10-5

3. Hantel Schrägpresse:

Stellen Sie Ihre Hantelbank auf eine Schräge oder legen Sie Ihren Fitnessball gegen eine Wand und setzen Sie sich in einem Winkel mit geradem Rücken auf den Ball. Halten Sie Ihre Füße und Knie breit. Halten Sie in jeder Hand eine Hantel in der Nähe Ihrer Schultern. Drücken Sie die Gewichte nach oben, während Sie Ihre Brustmuskeln zusammendrücken. Die Hanteln sollten sich beim Aufrichten auf natürliche Weise näher zusammenfügen, aber sie müssen sich nicht berühren, dann senken Sie die Gewichte langsam wieder in die Ausgangsposition zurück. Wiederholen Sie drei Sätze: 15-12-10-5

4. Bent over Delt Fly:

Halten Sie in jeder Hand eine Hantel, halten Sie Ihre Füße etwas weiter als die Schultern und achten Sie darauf, dass Ihre Knie leicht gebeugt sind. Beugen Sie sich an der Hüfte nach vorne, bis Ihre Brust etwa parallel zum Boden ist. Halten Sie den Rücken völlig gerade, mit den Handflächen nach unten, und heben Sie dann die Gewichte nach außen und zu den Seiten hin so hoch wie möglich an. Halten Sie Ihre Bewegungen kontrolliert. Wiederholen Sie drei Sätze: 15-12-10-5

5. Sitzende Hantelpresse:

Setzen Sie sich auf eine Bank und halten Sie die Hanteln auf Kinnhöhe, die Ellbogen seitlich und die Handflächen nach vorne gerichtet. Drücken Sie die Gewichte vollständig über Ihren Kopf, um eine vollständige Streckung zu erreichen - wenn Sie Ihre

Schultern unten halten, können Sie Ihren Trizeps und Ihre Brust isolieren. Wiederholen Sie 15.

Kapitel 2: Bauchmuskeln, Rücken und Bizeps

Aufwärmen

1. Cat Stretch:

Steigen Sie auf allen Vieren, wobei Hände und Knie schulter- und hüftlang auseinander stehen. Wölben Sie Ihren Rücken sanft, runden Sie ihn auf und stecken Sie Kinn und Steißbein unter sich ein. Atmen Sie ein und lassen Sie beim Ausatmen den Rücken fallen und heben Sie das Steißbein an, als ob es mit einer Schnur hochgezogen würde. Schauen Sie zum Himmel auf, als ob Sie versuchen würden, mit Ihrem Rücken eine "U"-Form zu machen. Wiederholen Sie dies 10 Mal.

2. Berühren Sie die Zehen:

Während Sie stehen, halten Sie die Füße zusammen und greifen Sie mit den Händen nach oben zum Himmel. Falten Sie sich an den Hüften nach vorne und drücken Sie Ihre Hüften nach hinten, während Sie nach dem Boden greifen und Ihr Gewicht auf Ihre Fersen verlagern. Halten Sie den Rücken gerade. Dann heben wir den Rücken, und um dies richtig zu tun, werden wir sanft mit der Wirbelsäule umgehen und einen Wirbel nach dem anderen anheben, um in der Ausgangsposition zu enden. Wiederholen Sie dies 15 Mal.

3. Dreieck-Position:

Machen Sie im Stehen mit dem rechten Fuß einen großen Schritt nach vorn in die Ausfallschritt-Position. Lassen Sie das Knie nicht am Knöchel vorbeigehen und halten Sie das linke Bein gerade, indem Sie das Knie fallen lassen. Da Sie sich mit der rechten Seite nach vorne gebeugt haben, nehmen Sie Ihre linke Hand und legen Sie sie auf den Boden, direkt links neben Ihren rechten Fuß.

Nehmen Sie Ihren rechten Arm und strecken Sie ihn gerade zum Himmel aus und folgen Sie mit dem Blick Ihrer Reichweite. Sie sollten mit beiden Armen eine gerade Linie bilden. Wiederholen Sie dies auf der rechten und linken Seite fünfmal.

4. Seitlich strecken:

Legen Sie eine Handfläche auf eine Wand und bringen Sie Ihren gesamten inneren Arm ebenfalls an die Wand. Drehen Sie Ihre Brust von der Wand weg und halten Sie sie dann 20 Sekunden lang fest. Wiederholen Sie dies abwechselnd auf jeder Seite sechs Mal.

5. Planke:

Gehen Sie in eine Liegestützposition mit den Füßen zusammen und den Handgelenken direkt unter den Schultern. 30 Sekunden lang halten.

Training

1. Pull-ups mit breitem Griff:

Legen Sie Ihre Hände nach vorne und greifen Sie eine Klimmzugstange, die etwas breiter als Ihre Schultern ist. Drücken Sie Ihren Kern und den Rücken zusammen, um Ihnen beim Heben zu helfen. Versuchen Sie, Ihre Schultern und Arme nicht zu benutzen.

2. Bent Over Reihen:

Setzen Sie Ihre Füße hüftbreit auseinander und beugen Sie Ihre Knie leicht. Beugen Sie sich mit Gewichten in jeder Hand an der Hüfte nach vorne und nicht an der Taille. Halten Sie Ihren Kern im Eingriff und die Arme hängend, und stecken Sie die Ellbogen in die Seiten. Mit den Handflächen einander zugewandt, drücken

Sie die Schulterblätter zusammen und bringen Sie die Ellbogen eng an sich heran, während Sie die Gewichte bis zu den Achselhöhlen bringen. Stellen Sie sich vor, Sie schlagen mit den Schulterblättern ein Ei auf, wenn die Ellbogen nach oben stehen. Halten Sie dies für einen Satz und lassen Sie dann los. Machen Sie drei Sätze von 8-12 Wiederholungen.

3. Bizepskrümmung:

Beginnen Sie mit einer gebeugten Reihe, und während Sie loslassen, um wieder in die Ausgangsposition zu gelangen, wenden Sie Ihre Handflächen der Brust zu und rollen Sie Ihre Gewichte zur Brust. Greifen Sie Ihren Bizeps auf der Höhe der Locke an. Schwingen Sie für diese Übung nicht Ihre Arme, sondern benutzen Sie nur Ihre Muskeln. Senken Sie das Gewicht, wenn Sie es brauchen. Machen Sie drei Sätze von 8-12 Wiederholungen.

4. Hintere Delt Fly:

Beginnen Sie, indem Sie Ihre Füße etwa hüftbreit auseinander stellen und sich an den Hüften leicht bücken, während Sie Ihren Kern zusammendrücken. Halten Sie Ihre Arme mit Gewichten leicht vor den Knien. Während Sie sich leicht bücken, öffnen Sie Ihre Arme so hoch wie möglich zu den Seiten und drücken Sie Ihre Schulterblätter zusammen. Schwingen Sie Ihre Arme nicht, sondern benutzen Sie Ihren Rücken und Ihren Kern zum Heben. Lassen Sie Ihre Arme langsam los und hören Sie nicht auf, Ihre Bauchmuskeln zu greifen. Machen Sie drei Sätze von 8-12 Wiederholungen.

5. Basic Crunch:

Beginnen Sie damit, dass Sie sich auf den Rücken legen, die Füße auf dem Boden und die Knie leicht gebeugt. Drücken Sie mit den

Fingern leicht auf die Schädelbasis, um Ihren Kopf zu stützen. Setzen Sie Ihren Kern ein, um Ihren Oberkörper so weit wie möglich anzuheben, und hören Sie nie auf, Ihren Kern zu halten. Nach 15 Sekunden Crunching gehen Sie in die nächste Übung über.

6. Fahrrad Crunch:

Bleiben Sie mit dem Rücken auf dem Boden in der Crunch Position. Strecken Sie Ihre Füße knapp über dem Boden aus, bevor Sie eines Ihrer Knie zum Körper hochziehen und Ihren Körper leicht anheben, um ihn mit dem gegenüberliegenden Ellenbogen zu berühren. Halten Sie Ihren Kern im Griff, während Sie Ihren Fuß zurückschieben, und bringen Sie das andere Knie nach oben, um es mit dem anderen Ellenbogen zu berühren. Halten Sie den Oberkörper angehoben und drehen Sie Ihren Ellenbogen, um das gegenüberliegende Knie zu berühren. Wiederholen Sie dies 15 Sekunden lang.

7. Schwimmer:

Legen Sie sich mit gestreckten Armen und Beinen auf den Bauch. Heben Sie Ihre Arme und Beine an, während Sie Ihren Körper in den Kern reinziehen. Lassen Sie das linke Bein und den rechten Arm nach unten fallen, heben Sie diese dann wieder an, während Sie das rechte Bein und den linken Arm nach unten fallen lassen. Wechseln Sie die Seiten wie beim Schwimmen ab. Lassen Sie Ihre Arme und Beine nicht vollständig fallen. Wiederholen Sie dies 60 Sekunden lang.

8. Planke:

Gehen Sie in eine Liegestützposition mit schulterweitem Abstand zwischen Händen und Füßen. Halten Sie Ihre Handgelenke direkt unter den Schultern, ziehen Sie Ihren Kern ein und halten Sie alles 30 Sekunden lang.

Kapitel 3: Achillessehnen, Quads und Waden

Aufwärmen

1. Beinschwingen:

Beginnen Sie damit, in einer aufrechten Position zu stehen. Nehmen Sie ein Bein und schwingen Sie es hin und her. Halten Sie Ihren Kern in Bewegung, während Sie ein Bein gerade halten, ohne den Oberkörper zu bewegen. Wiederholen Sie dies 20 Mal mit jedem Bein. Nachdem Sie beide Beine vollendet haben, wechseln Sie zu einer Bewegung von Seite zu Seite, wobei das gegenüberliegende Bein vor dem stationären Bein steht. Wiederholen Sie dies 20 Sekunden lang mit jedem Bein.

2. Frankenstein-Gang:

Kicken Sie ein gerades Bein vor sich her und strecken Sie den gegenüberliegenden Arm aus, um Ihr Schienbein zu berühren, während Sie langsam vorwärts gehen. Wiederholen Sie den Vorgang ingesamt 20 Mal.

3. Quad Walk:

Stellen Sie sich auf ein Bein, während Sie das andere Bein ziehen, um Ihr Gesäß zu treffen, und strecken Sie sich so weit wie möglich. Wechseln Sie jedes Bein 20 Mal ab.

Training

1. Mit Hanteln in die Hocke:

Ihre Füße sollten schulterbreit auseinander stehen, wobei die Zehen leicht nach außen zeigen. Halten Sie Ihre Hantel oben wie eine Tasse und lassen Sie den unteren Teil des Gewichts nach

unten hängen. Halten Sie den Rücken gerade, während Sie sich auf einen unsichtbaren Stuhl absenken und achten Sie darauf, dass Sie in die Fersen sinken. Sobald Ihre Oberschenkel parallel sind, drücken Sie beim Heben den Gesäßmuskel und die Beine zusammen.
Wiederholen Sie dies 45 Sekunden lang.

2. Hanteln hocken:

Stellen Sie sich mit den Füßen etwa zwei Faustlängen auseinander und halten Sie die Hanteln an den Seiten. Richten Sie Ihre Zehen leicht nach außen. Heben Sie die Gewichte nicht mit den Armen. Gehen Sie in eine niedrige Kniebeuge, während Sie den Rücken gerade halten und das Gewicht von den Zehen auf die Fersen verlagern. Halten Sie Ihre Brust so weit wie möglich oben. Heben Sie den Rücken nur mit den Beinen an und verlagern Sie Ihr Gewicht mit leicht gewölbter Brust auf die Zehen, während Sie sich zurücklehnen. Wiederholen Sie dies 45 Sekunden lang.

3. Ausfallschritt:

Stellen Sie eine Fußbank gegen eine Wand und stellen Sie Ihre Beine etwa hüftbreit auseinander, wobei Sie die Arme seitlich halten und Gewichte halten. Treten Sie mit einem Fuß auf die Fußbank, so dass Oberschenkel und Wade in einem 90-Grad-Winkel stehen. Achten Sie darauf, dass Ihr Knie nicht über den Knöchel hinausgeht. Wenn Sie in die Ausfallschritt-Position fallen, sollte Ihr hinteres Knie etwas tiefer liegen. Schieben Sie das Knie wieder in die Ausgangsposition zurück. Wiederholen Sie den Vorgang 6-12 Mal und wiederholen Sie ihn dann auf dem gegenüberliegenden Bein.

4. Wand-Kniebeugen:

Halten Sie einen Medizinball mit dem unteren Rücken gegen eine Wand, mit Gewichten in den Händen. Stellen Sie sich mit den

Füßen etwa einen Schritt nach außen und hüftbreit auseinander, wobei Sie darauf achten müssen, dass die Zehen vor den Knien stehen. Mit den Gewichten an den Seiten rollen Sie die Wand herunter, bis Ihre Beine einen 90-Grad-Winkel bilden. Drücken Sie Ihre Beine und den Gesäßmuskel zusammen, um Ihren Körper wieder aufzurichten, wobei Sie Ihre Knie leicht gebeugt halten. Wiederholen Sie dies 45 Sekunden lang.

5. Sackkarre:

Beginnen Sie mit den Füßen, die etwas breiter als die Hüften sind, und halten Sie eine Hantel ohne Gewichte auf den Oberschenkeln (Sie können später immer noch Gewicht hinzufügen), wobei die Hände nur auf der Außenseite der Hüften liegen. Schließen Sie Ihre Beine und senken Sie die Hantel langsam in Richtung Ihrer Füße ab, wobei Sie den Rücken gerade halten. Denken Sie daran, Ihren Kern gebeugt zu halten, da dies Ihren Rücken schützt. Halten Sie die Langhantel auf dem Weg nach unten nahe an Ihren Beinen. Heben Sie den Rücken mit geradem Rücken an und lassen Sie die Langhantel genau den Weg nach unten nehmen. Wiederholen Sie dies so oft wie möglich in perfekter Form.

6. In die Hocke gehen und halten:

Stellen Sie Ihren Rücken gegen eine Wand, die Füße etwa hüftbreit auseinander und einen Schritt vor Ihnen. Stapeln Sie Ihre Knie auf die Knöchel, wenn Sie in die Hocke fallen. Achten Sie darauf, dass Ihre Knie leicht hinter den Zehen liegen. Halten Sie sie 60 Sekunden lang fest.

Kapitel 4: Kardio-HIIT

Aufwärmen

1. Schulter- und Kopfrollen:

Nehmen Sie die Ausgangsposition ein, indem Sie mit geradem Rücken aufrecht stehen. Heben Sie Ihre Schultern an und rollen Sie sie nach vorne, um einen Kreis zu bilden. Das ist eine Schulterrolle. Um den Kopf zu rollen, neigen Sie den Kopf und den Nacken sanft nach vorne und drehen Sie sich dann sanft um 360 Grad, ohne den Nacken zu zwingen. Machen Sie jeweils 15 Wiederholungen.

2. Drehen Sie den Oberkörper:

Stehen Sie mit den Füßen auf beiden Seiten des Körpers, etwas breiter als Ihre Hüften. Bringen Sie beide Hände nach oben, auf Brusthöhe, machen Sie dann lockere Fäuste und drehen Sie Ihren Oberkörper und Ihre Hüften zusammen mit den Händen nach links. Halten Sie drei Sekunden lang inne und halten Sie sie fest. Dann kehren Sie zum Anfang zurück. Drehen Sie sich nach links und wiederholen Sie dann acht Mal.

3. Hüftkreise:

Beginnen Sie im Stehen - Ihre Füße sollten etwa schulterbreit auseinander stehen - und legen Sie Ihre Hände auf die Hüften. Drücken Sie Ihre Hüften nach vorne und drehen Sie sich dann langsam im Uhrzeigersinn. Führen Sie 5-10 Umdrehungen aus und wechseln Sie dann die Richtung.

4. Kreisen Sie Ihre Knie:

Legen Sie Ihre Füße schulterbreit auseinander und beugen Sie Ihre Knie leicht nach vorne. Legen Sie Ihre Hände auf die Knie und drehen Sie die Knie im Uhrzeigersinn, während Sie die Füße auf dem Boden lassen. Halten Sie Ihre Hüftbewegungen so gering wie möglich. Machen Sie 5-10 Wiederholungen in eine Richtung und wechseln Sie dann.

5. Kreisen Sie Ihre Arme:

Strecken Sie Ihre Arme gerade zu den Seiten aus, mit den Schultern nach unten. Drehen Sie Ihre Arme in kleinen Kreisen für fünf Wiederholungen nach vorne. Drehen Sie die Richtung für fünf Wiederholungen um. Wiederholen Sie den gesamten Vorgang in großen Kreisen.

6. Heben Sie die Knie an:

Heben Sie ein Knie so nahe wie möglich an Ihre Brust und halten Sie es mit den Händen fest. Halten Sie diese Position drei Sekunden lang. Senken Sie den Fuß ab. Wiederholen Sie den Vorgang mit dem gegenüberliegenden Knie. Wiederholen Sie 10 Mal.

Training

1. 180-Grad-Sprung-Kniebeugen:

Beginnen Sie mit den Beinen, die etwas breiter als die Hüften sind, und mit den Zehen, die nach außen zeigen. Beginnen Sie in einer niedrigen Kniebeuge, springen Sie dann auf und drehen Sie sich um 180 Grad, und landen Sie dann wieder sanft in der Hocke. Kehren Sie die Richtung jedes Mal um. Wiederholen Sie dies 45 Sekunden lang.

2. Hohe Knie:

Spannen Sie Ihre Bauchmuskeln an, während Sie schnell an Ort und Stelle laufen und heben Sie Ihre Knie so hoch wie möglich. Wiederholen Sie dies 45 Sekunden lang.

3. Verrückte Hampelmänner:

Drücken Sie Ihren Rumpf zusammen und strecken Sie Ihre Arme in einem 90-Winkel zu den Seiten aus, wobei Ihre Finger nach oben zeigen. Heben Sie Ihr linkes Knie zur Seite und nach oben, dann senken Sie Ihren linken Ellenbogen, um Ihr linkes Knie zu berühren. Lassen Sie gleichzeitig das linke Knie fallen, während Sie die Bewegung auf der anderen Seite wiederholen. Wiederholen Sie die Bewegung 45 Sekunden lang.

4. Überkreuzen Sie die Pick-ups:

Beginnen Sie mit schulterbreiten Füßen, springen Sie in die Hocke. Berühren Sie den Boden mit der rechten Hand, während Sie leicht in den Kern eingreifen. Springen Sie in die Luft und kreuzen Sie Ihre Beine, dann landen Sie wieder in der Hocke. Berühren Sie den Boden mit der linken Hand. Wiederholen Sie dies 45 Sekunden lang.

5. Butt Kickers:

Halten Sie Ihre Füße schulterbreit auseinander. Treten Sie mit der linken Ferse schnell in Richtung Gesäß. Während Sie den linken Fuß absenken, kicken Sie gleichzeitig das rechte Bein zurück. Wiederholen Sie den Vorgang 45 Sekunden lang.

6. Stern-Sprünge:

Beginnen Sie, indem Sie Ihre Füße etwa schulterbreit auseinander stellen und beide Arme nahe am Körper halten. Gehen Sie in die Mitte und erreichen Sie mit der linken Hand Ihre rechten Zehen. Springen Sie schnell auf und spreizen Sie Ihre Arme und Beine wie ein Seestern. Landen Sie sanft wieder in der Halbhocke und berühren Sie mit der rechten Hand die linken Zehen. Wiederholen Sie dies 45 Sekunden lang.

7. Plankenheber:

Beginnen Sie in einer Plankenposition mit den Handgelenken unter den Schultern und halten Sie die Füße zusammen. Greifen Sie Ihren Kern an, während Sie mit den Füßen weit herausspringen, und springen Sie dann wieder in die Ausgangsposition zurück. Halten Sie den Rücken gerade und den Oberkörper ruhig. Wiederholen Sie dies 45 Sekunden lang.

Überkreuz-Schlag:

Beginnen Sie in einer halbhockenden Position mit schulterbreit auseinander stehenden Füßen. Halten Sie Ihre Schultern entspannt und Ihren Kern angespannt; machen Sie Fäuste, dann schlagen Sie mit der rechten Hand nach links. Wiederholen Sie dies, indem Sie mit der linken Hand nach rechts schlagen. Wiederholen Sie dies 45 Sekunden lang.

Kapitel 5: Bauchmuskeln

Aufwärmen

1. Bärenkrabbeln:

Beginnen Sie, indem Sie auf allen Vieren mit beiden Händen direkt unter den Schultern und den Knien direkt unter den Hüften aufsteigen. Greifen Sie mit den Zehen den Boden und heben Sie Ihre Knie ein paar Zentimeter vom Boden ab. Bewegen Sie sich vorwärts, indem Sie das linke Bein und die rechte Hand gleichzeitig bewegen, dann das rechte Bein und die linke Hand. Kriechen Sie auf diese Weise 10 Meter vorwärts und dann 10 Meter rückwärts.

2. Spiderman Planks:

Beginnen Sie in der Plankenposition mit den Händen unter den Schultern. Bringen Sie den rechten Fuß hoch und pflanzen Sie ihn außerhalb der rechten Hand. Halten Sie 15 Sekunden lang den Rücken gerade und das vordere Knie direkt über dem Knöchel. Danach halten Sie den linken Arm im Gleichgewicht, heben Sie die rechte Hand bis zur Decke und folgen Sie mit dem Blick Ihrer Reichweite. Halten Sie die Position 15 Sekunden lang, dann kehren Sie in die Ausgangsposition zurück. Wiederholen Sie diese beiden Dehnungen auf beiden Seiten Ihres Körpers.

3. Körpersäge:

Gehen Sie mit hüftbreiten Füßen in eine Brettchenstellung, lassen Sie dann die Ellenbogen fallen, so dass sie direkt unter den Schultern liegen. Halten Sie den Körper und den Rücken gerade, während Sie hin und her schaukeln, wobei Sie einen straffen Kern beibehalten. Machen Sie 10 Wiederholungen.

4. Planke:

Gehen Sie in eine traditionelle Plankenposition und halten Sie die Position 10 Sekunden lang. Machen Sie 3 von 10 Wiederholungen.

Übung

1. Diamond Back:

Legen Sie sich mit dem Gesicht nach unten auf den Boden, wobei die Gesäßmuskeln zusammengepresst werden, so dass die Beine hoch vom Boden abheben. Greifen Sie Ihren Kern und heben Sie Ihre Brust vollständig vom Boden ab, wobei die Arme direkt vor Ihnen liegen, ziehen Sie einen Ellenbogen in den Rücken, dann wechseln Sie die Arme ab, während Sie Brust und Beine hochhalten. Wiederholen Sie dies 60 Sekunden lang.

2. Scheren-Klatschen:

Legen Sie sich auf den Rücken, während Sie Ihren Kern einrasten und die Schulterblätter vom Boden heben. Heben Sie Ihr rechtes Bein an, halten Sie es gerade, während Sie hinter dem Knie klatschen. Halten Sie den Rücken gerade und den Kern fest, während Sie auf der anderen Seite wiederholen. Wiederholen Sie dies 60 Sekunden lang.

3. Low Side-Plank Knie anheben:

Beginnen Sie damit, dass Sie in eine seitliche Position mit dem Unterarm auf der Seite, dem Ellenbogen direkt unter der Schulter und den Beinen gestreckt und gerade sind. Legen Sie Ihre Füße aufeinander. Sie möchten eine gerade Linie mit Ihrem Körper bilden. Heben Sie den oberen Ellenbogen in die Luft, dann legen Sie Ihre Hand auf Brusthöhe, wobei die Handfläche zu den Zehen zeigt. Heben Sie Ihr oberes Knie an, um mit der Handfläche zu klopfen, dann senken Sie den Rücken nach unten. Wiederholen Sie den Vorgang 60 Sekunden lang - 30 Sekunden auf jeder Seite.

4. Ab Sprint:

Setzen Sie sich auf Ihren Hintern, den Rücken gerade und eines Ihrer Beine gerade in die Luft gestreckt. Das andere Bein wird nahe an den Körper gebracht, so dass das Knie nahe am Oberkörper ist. Wechseln Sie Ihre Beine ab, während Sie Ihre Arme wie beim Sprint pumpen. Wiederholen Sie dies 60 Sekunden lang.

5. Trommeln in V:

Beginnen Sie wieder auf Ihrem Hintern, wobei die Beine in einem Winkel von 30-45 Grad gerade angehoben werden. Halten Sie Ihren Oberkörper angehoben und Ihren Rücken gerade, als ob Sie mit Ihrem Körper ein "V" machen. Greifen Sie Ihren Kern an, machen Sie Fäuste und schlagen Sie dann leicht auf Ihren Bauch, als ob es eine Trommel wäre, und wechseln Sie Ihre Hände ab. Wiederholen Sie dies 60 Sekunden lang.

6. Schlagen:

Beginnen Sie in einer hohen Bretterstellung mit leicht gespreizten Füßen. Hüpfen Sie mit den Füßen in Richtung der Hände und mit geradem Rücken, mit straffem Kern und mit dem Hintern in Richtung Decke. Halten Sie für eine Zählung fest und springen Sie dann für eine Zählung in die Plankenposition zurück. Wiederholen Sie das Ganze sechzig Sekunden lang.

7. Wechselnde Planken:

Beginnen Sie in einer hohen Bretterstellung, strecken Sie dann den linken Arm vor sich und das rechte Bein hinter sich aus, etwas höher als die Wirbelsäule. Halten Sie eine Zählung lang fest und

vertauschen Sie dann Arm und Bein. Wiederholen Sie dies 60
Sekunden lang.

Kapitel 6: Schräge Bauchmuskeln

Aufwärmen

1. Bärenkrabbeln:

Beginnen Sie, indem Sie auf allen Vieren mit beiden Händen direkt unter den Schultern und den Knien direkt unter den Hüften aufsteigen. Greifen Sie mit den Zehen den Boden und heben Sie Ihre Knie ein paar Zentimeter vom Boden ab. Bewegen Sie sich vorwärts, indem Sie das linke Bein und die rechte Hand gleichzeitig bewegen, dann das rechte Bein und die linke Hand. Kriechen Sie auf diese Weise 10 Meter vorwärts und dann 10 Meter rückwärts.

2. Spiderman Planks:

Beginnen Sie in der Plankenposition mit den Händen unter den Schultern. Bringen Sie den rechten Fuß hoch und halten Sie ihn außerhalb der rechten Hand. Halten Sie 15 Sekunden lang den Rücken gerade und das vordere Knie direkt über dem Knöchel. Danach halten Sie den linken Arm im Gleichgewicht, heben Sie die rechte Hand bis zur Decke und folgen Sie mit dem Blick Ihrer Reichweite. Halten Sie die Position 15 Sekunden lang, dann kehren Sie in die Ausgangsposition zurück. Wiederholen Sie diese beiden Dehnungen auf beiden Seiten Ihres Körpers.

3. Körpersäge:

Gehen Sie mit hüftbreiten Füßen in eine Brettchenstellung, lassen Sie dann die Ellenbogen fallen, so dass sie direkt unter den Schultern liegen. Halten Sie den Körper und den Rücken gerade, während Sie hin und her schaukeln, und halten Sie sich dabei fest. Machen Sie 10 Wiederholungen.

4. Planke:

Gehen Sie in eine traditionelle Plankenposition und halten Sie die Position 10 Sekunden lang. Machen Sie 3 von 10 Wiederholungen.

Übung

1. Holzhacker:

Stellen Sie sich mit hüftbreiten Füßen auf und halten Sie eine Hantel seitlich mit beiden Händen schräg über Ihre rechte Schulter, wobei Sie Ihr Gewicht auf den rechten Fuß legen. Drehen Sie sich zur rechten Hüfte hin, während Sie eine Hackbewegung an der linken Hüfte vorbei machen. Kehren Sie in Ihre Ausgangsposition zurück. Machen Sie dies 20 Wiederholungen auf jeder Seite Ihres Körpers.

2. Russische Drehung:

Setzen Sie sich hoch auf Ihren Hintern, die Füße flach auf dem Boden und die Knie gebeugt. Lehnen Sie sich leicht zurück, während Sie den Rücken gerade halten. Halten Sie eine Hantel auf der Außenseite des Gewichts, überkreuzen Sie Ihre Knöchel und heben Sie dann Ihre Füße vom Boden ab. Drehen Sie sich kontinuierlich von links nach rechts, wobei Sie das Gewicht auf dem Boden berühren, während Sie sich von einer Seite zur anderen drehen. Wiederholen Sie dies 45 Sekunden lang.

3. Planke seitlich:

Nehmen Sie eine Seitenplankenposition ein. Legen Sie Ihre freie Hand auf Ihre Hüfte. Heben Sie Ihren Unterkörper an, um eine gerade Linie zu bilden. Senken Sie Ihre Hüfte auf den Boden ab und heben Sie sie sofort wieder für eine Zählung nach oben. Wiederholen Sie dies 20 Sekunden lang auf jeder Seite.

6. Fahrrad Crunch:

Bleiben Sie mit dem Rücken auf dem Boden in der Crunch Position. Strecken Sie Ihre Füße knapp über dem Boden aus, bevor Sie eines Ihrer Knie zum Körper hochziehen und Ihren Körper leicht anheben, um ihn mit dem gegenüberliegenden Ellenbogen zu berühren. Halten Sie Ihren Kern im Griff, während Sie Ihren Fuß zurückschieben, und bringen Sie das andere Knie nach oben, um es mit dem anderen Ellenbogen zu berühren. Halten Sie den Oberkörper angehoben und drehen Sie Ihren Ellenbogen, um das gegenüberliegende Knie zu berühren. Wiederholen Sie dies 15 Sekunden lang.

Kapitel 7: Äußere und innere Oberschenkel

Aufwärmen

1. Beinschwingen:

Beginnen Sie damit, in einer aufrechten Position zu stehen. Nehmen Sie ein Bein und schwingen Sie es hin und her. Halten Sie Ihren Kern in Bewegung, während Sie ein Bein gerade halten, ohne den Oberkörper zu bewegen. Wiederholen Sie dies 20 Mal mit jedem Bein. Nachdem Sie beide Beine vollendet haben, wechseln Sie zu einer Bewegung von Seite zu Seite, wobei das gegenüberliegende Bein vor dem stationären Bein steht. Wiederholen Sie dies 20 Sekunden lang mit jedem Bein.

2. Frankenstein-Gang:

Kicken Sie ein gerades Bein vor sich her und strecken Sie den gegenüberliegenden Arm aus, um Ihr Schienbein zu berühren, während Sie langsam vorwärts gehen. Wiederholen Sie den Vorgang ingesamt 20 Mal.

3. Quad Walk:

Stellen Sie sich auf ein Bein, während Sie das andere Bein ziehen, um Ihr Gesäß zu treffen, und strecken Sie sich so weit wie möglich. Wechseln Sie jedes Bein 20 Mal ab.

Training

1. Weite Beinsprünge:

Die Füße in eine breite Hocke stellen. Bringen Sie Ihre Hände auf Herzhöhe und drücken Sie die Handflächen zusammen. Ihre Hüften sollten sich in einer Linie mit Ihren Schultern befinden.

Setzen Sie Ihren Kern ein, springen Sie dann auf und landen Sie in der Hocke; achten Sie darauf, dass Ihre Knie über den Knöcheln liegen. Wiederholen Sie dies 45 Sekunden lang.

2. Hantel Hocke:

Stellen Sie Ihre Füße breiter als die Hüften. Halten Sie eine Hantel in jeder Hand schulterbreit auseinander, wobei die Hände einander zugewandt sind. Ihre Arme sollten direkt unter jeder Schulter hängen. Setzen Sie Ihren Kern ein, um Ihren Rücken gerade und geschützt zu halten. Beugen Sie sich tief hinunter, während Ihre Knie über den Knöcheln bleiben. Kehren Sie in die Ausgangsposition zurück. Machen Sie drei Wiederholungen von jeweils 30 Sekunden.

3. Angehobene Planke:

Gehen Sie in eine hohe Bretterstellung und heben Sie ein Bein parallel zum Boden an und halten Sie es 45 Sekunden lang. Führen Sie zwei Wiederholungen auf beiden Seiten durch.

4. Schrittweise Kniebeugen:

Beginnen Sie mit hüftbreit auseinander stehenden Füßen. Senken Sie sich in eine halbe Kniebeuge ab, treten Sie dann mit dem linken Fuß so weit wie möglich nach links und bringen Sie dann den rechten Fuß in die Mitte, um sich wieder in die Ausgangsposition zu bringen. Wiederholen Sie dies 30 Sekunden lang auf jeder Seite.

5. Äußere Beinhebungen:

Legen Sie sich auf die rechte Seite, wobei Ihre rechte Hand den Kopf stützt. Lassen Sie Ihre Hüften übereinander gestapelt. Heben Sie Ihr oberes Bein an und pumpen Sie es etwa 10 cm hoch.

Lassen Sie Ihr Bein nicht fallen und beugen Sie es nicht. Wechseln
Sie die Seiten. Machen Sie drei Wiederholungen für 30 Sekunden.

Kapitel 8: Hintern

Aufwärmen

Referenz Kapitel Drei

Training

1. Kniebeuge-Pumps:

In der Hocke stehen, dann in eine niedrige Kniebeuge fallen lassen. Beginnen Sie, Ihren Hintern 45 Sekunden lang auf und ab zu heben.

2. Ausfallschritte:

Legen Sie die Hände auf die Hüften, während Sie gerade stehen. Treten Sie mit einem Fuß etwa einen Meter nach vorne, lassen Sie beide Knie fallen und beugen Sie sie um 90 Grad, wobei Sie Ihre Schultern in einer Linie mit den Hüften halten. Wiederholen Sie dies 30 Sekunden lang auf jeder Seite.

3. Kniebeugen:

Beginnen Sie mit einer breiten Kniebeuge und lassen Sie sich dann in eine tiefe Kniebeuge fallen. Drücken Sie Ihren Hintern auf dem Weg nach oben zusammen. Wiederholen Sie den Vorgang 45 Sekunden lang.

4. Plankenstoß:

Gehen Sie mit gesenkten Knien zum Boden hin in eine Bretterstellung. Heben Sie ein Bein hoch und treten Sie mit ihm so hoch wie möglich. Wiederholen Sie dies auf jeder Seite für 45 Sekunden.

Kapitel 9: Rücken

Aufwärmen

Referenz Kapitel Zwei

Training

1. Erhöhter Push-up:

Legen Sie Ihre Hände breit auf den Boden, beide Füße auf einer Bank oder Couch erhöht. Während Sie nach unten schauen und Ihren Rücken gerade halten, machen Sie einen Liegestütz. Machen Sie drei Wiederholungen von jeweils 20 Sekunden.

2. Schwimmer:

Legen Sie sich mit ausgestreckten Händen und Füßen auf den Bauch. Nehmen Sie Ihren Kern ein und heben Sie dann einen Arm zusammen mit dem gegenüberliegenden Bein hoch. Lassen Sie sich nach unten fallen und wechseln Sie sich 45 Sekunden lang kontinuierlich ab.

3. Umgekehrte Crunches:

Legen Sie sich auf den Boden auf den Bauch, legen Sie Ihre Hände an die Schädelbasis und greifen Sie Ihre Rückenmuskeln an. Heben Sie die Brust vom Boden ab, dann lassen Sie den Rücken für eine Zählung nach unten fallen. Wiederholen Sie dies 45 Sekunden lang.

4. Hintere Delt Fly:

Beginnen Sie, indem Sie Ihre Füße etwa hüftbreit auseinander stellen und sich an den Hüften leicht bücken, während Sie Ihren

Kern zusammendrücken. Halten Sie Ihre Arme mit Gewichten leicht vor den Knien. Während Sie sich leicht bücken, öffnen Sie Ihre Arme so hoch wie möglich zu den Seiten und drücken Sie Ihre Schulterblätter zusammen. Schwingen Sie Ihre Arme nicht, sondern benutzen Sie Ihren Rücken und Ihren Kern zum Heben. Lassen Sie Ihre Arme langsam los und hören Sie nicht auf, Ihre Bauchmuskeln zu greifen. Machen Sie drei Sätze von 8-12 Wiederholungen.

Kapitel 10: Ernährung und Fitness gehen Hand in Hand

Haben Sie sich schon einmal gefragt, warum das ständige Training nie die gewünschten Ergebnisse zu bringen scheint? Höchstwahrscheinlich liegt es an Ihrer Ernährung. Wenn Sie die beste Ernährung in Ihr Leben integrieren, fördert dies die Reduzierung von Körperfett, mehr Energie, zusätzlichen Gewichtsverlust und den Schutz vor Krankheiten. Nährstoffreiche Lebensmittel sind der wichtigste Aspekt der Fitness. Studien haben gezeigt, dass Sie, wenn Sie nicht essen, bevor Sie trainieren, 20% mehr Fett verbrennen, als wenn Sie vorher gegessen haben. Eine proteinreiche Mahlzeit nach dem Training ist entscheidend für den Prozess der Reparatur und des Muskelaufbaus.

Eine Gewichtsabnahme ist nur 20% Bewegung, die anderen 80% sind Diäten. Was Sie essen, ist für Ihr Gewicht von Bedeutung. Reduzieren Sie Ihre Zuckerzufuhr, indem Sie den Konsum von Soda und verarbeiteten zuckerhaltigen Leckereien reduzieren. Trinken Sie vor, während und nach dem Training viel Wasser. Wenn Sie sich nach etwas Süßem sehnen, entscheiden Sie sich für ein Stück Obst. Statt drei große Mahlzeiten am Tag zu essen, wechseln Sie zu 6 oder 7 kleinen Mahlzeiten. Um Ihren Stoffwechsel zu steigern, trainieren Sie am besten gleich nach dem Aufwachen, und Sie werden im Laufe des Tages mehr Energie haben. Frühstücken Sie immer - immer. Das gibt Ihnen den Treibstoff, den Sie für den Start in den Tag benötigen, und hält Sie auf Trab. Nehmen Sie morgens als erstes komplexe Kohlenhydrate zusammen mit Eiweiß zu sich, das hilft Ihnen, Ihren Blutzucker zu regulieren und gibt Ihnen stundenlang Kraftstoff, ohne dass es zu einem Unfall kommt.

Wenn Sie versuchen, Muskeln aufzubauen, müssen Sie vor und nach dem Training essen. Essen Sie Kohlenhydrate mit ein wenig Eiweiß, und nach dem Training ernähren Sie sich am besten nur von Protein. Für jedes Kilo, das Sie wiegen, müssen Sie täglich 0,7 Gramm Eiweiß zu sich nehmen. Eiweiß ist der am leichtesten verfügbare Nährstoff auf dem Planeten, und es gibt unzählige andere Quellen neben Fleisch und Milchprodukten: Nüsse, Nussbutter, Bohnen, Hülsenfrüchte, Vollkorngetreide, Nussmilch, Joghurt, Soja, Quinoa, das meiste Gemüse. Sie müssen ebenfalls Ihre Aufnahme von gesättigten und Transfetten begrenzen, wie z.B. Süßigkeiten und frittierte Lebensmittel.

Essen Sie gesund und essen Sie oft. Trinken Sie viel Wasser. Der Grund, warum komplexe Kohlenhydrate eine großartige Kombination sind, ist, dass Kohlenhydrate Ihrem Körper Energie und Eiweiß geben und zum Aufbau von Muskeln, Haut und Haaren beitragen. Beides ist für einen schnelleren Stoffwechsel und für den Muskelaufbau erforderlich. Wenn Sie abnehmen und Muskeln aufbauen und/oder abnehmen wollen: Die perfekte Kombination aus Ernährung, Cardio, Gewichtstraining und Ruhetagen hilft Ihnen, den perfekten Körper zu erlangen, von dem Sie schon immer geträumt haben.

Kapitel 11: Top FÜNF köstlichen Rezepte auf pflanzlicher Basis, vollgepackt mit Protein

1. Frühstücks-Bananenshake

Zutaten:

- Banane (1, gefroren und in Scheiben geschnitten)
- Sojamilch (1 Tasse, ungesüßt)
- Hanfsamen (2 Tanklöffel)
- Chis-Samen (1 Esslöffel)
- Maca-Pulver (1 Esslöffel)
- Proteinpulver(1 Messlöffel, vorzugsweise vegan)
- Erdnussbutter (2 Esslöffel)

Zubereitung:

1. Alle Zutaten in einen Mixer geben und auf höchster Stufe pürieren, bis die Konsistenz vollständig glatt ist.

2. Tofu-Rührei

Zutaten:

- Olivenöl (1 Teelöffel, natives Olivenöl extra)
- Zwiebeln (.25 Tasse, gehackt)
- Paprikaschoten (1 Tasse, rot und grün)
- Spinat (1 Tasse)
- Tofu (13 Unzen)
- Prise Salz
- Prise Pfeffer

Zubereitung:

1. Das Olivenöl in einer Pfanne erhitzen, bis es heiß ist. Zwiebeln und Paprika hinzufügen. Anschwitzen, bis sie weich und braun sind. Tofu, Spinat, Salz und Pfeffer hinzugeben. Bei mittlerer Hitze noch etwas länger anbraten. Guten Appetit!

3. Kichererbsen- und Paprikasalat

Zutaten:

- Kichererbsen (2 Dosen à 15 Unzen, ohne Salzzusatz, abgetropft und gespült)
- Paprikaschoten (3 rote, fein gewürfelte)
- Koriander (Handvoll, gehackt)
- Petersilie(1 Tasse, gehackt)
- Knoblauch (3 Zehen, gehackt)
- Olivenöl (1 Esslöffel, natives Olivenöl extra)
- Zitronensaft(2 Esslöffel)
- Prise Salz
- Prise Pfeffer
- Vollkornpitas

Zubereitung:

1. Alle Zutaten in eine große Schüssel geben und mindestens zwei Stunden in den Kühlschrank stellen, damit sich alle Geschmacksrichtungen zusammenfinden. Nachdem die Mischung abgekühlt ist, löffeln Sie sie in eine Pita.

4. Südländische Quinoa-Schale

Zutaten:

- Quinoa (.5 Tasse, zubereitet)
- schwarze Bohnen(.5 Tasse vorbereitet)
- extra fester Tofu(6 Unzen)
- Spinat oder Grünkohl(2 Unzen)
- Paprikaschoten (.5 Tasse, gehackt)
- Tomate(1 kleine, gewürfelte Tomate)
- Koriander mit grünen Zwiebeln (.25 Tasse, gehackt)
- Limettensaft
- Prise Salz
- Prise Pfeffer

Zubereitung:

1. Die Bohnen und Quinoa zusammen mit dem Gemüse in eine Schüssel geben. Zusammen mit Salz, Pfeffer und Limettensaft verrühren.

5. Mandel-Butter-Bananen-Sandwich

Zutaten:

- Banane(1 sehr reif, in Scheiben geschnitten)
- Mandelbutter(2 Tablsepoons)
- Chiasamen(1 Esslöffel)
- Vollkornbrot(2 Scheiben)

Zubereitung:

1. Das Brot mit Mandelbutter bestreichen. Banane und Chiasamen hinzufügen.

6. Mandelbutter und Granatapfel Quesadillas

Zutaten:

- Granatapfelkern (.33 Tasse)
- Banane(1 große, in Scheiben geschnitten)
- Mandelbutter(e Esslöffel)
- Vollweizen-Tortillas(2 groß)
- Zimt (.5 Teelöffel)

Zubereitung:

1. Eine große Pfanne auf mittlerer bis hoher Hitze vorwärmen. Mit Kokosnussöl beträufeln.
2. Die Quesadillas zubereiten, 3 Esslöffel Mandelbutter auf jede Tortilla streichen. 1 Zoll vom Rand entfernt stehen lassen.
3. Eine Tortillaschale enthält die in Scheiben geschnittene Banane, Granatapfelkerne und Zimt.
4. In der Hälfte zusammenfalten.

5. In der Pfanne ca. 3 Minuten kochen, oder bis jede Seite braun
    ist.

7. Schwarze Bohnen-Enchiladas

Zutaten:

- Tortillas(10-12)
- Kreuzkümmel(1 Teelöffel)
- Koriander (.5 Tasse, gehackt)
- Frühlingszwiebeln(4-5, in Scheiben geschnitten)
- Mais(1,5 Tassen, gefroren oder frisch)
- Schwarze Bohnen(1 15-Unzen-Dose, gespült und abgetropft)
- Avocados(2 kleine oder mittlere)
- Quinoa (.5 Tasse, ungekocht)

Für die Soße:

- Gemüsebrühe(3 Tassen)
- Chilipulver (.25 Teelöffel)
- Zwiebelpulver (.25 Teelöffel)
- Knoblauchpulver (.25 Teelöffel)
- Paprika (.5 Teelöffel)
- Kreuzkümmel(2 Teelöffel)
- Olivenöl(2 Teelöffel)
- Allzweckmehl (.25 Tasse)
- Tomatenpaste(.25 Tasse)

Zubereitung:

1. Quiana spülen, dann nach den Anweisungen auf der
    Verpackung kochen; mit 1 Tasse Wasser.

2. Die Enchiladasauce herstellen: Mehl und Gewürze mischen. Dann das Olivenöl bei mittlerer Hitze in einer Soßenpfanne erwärmen.

3. Sobald es erhitzt ist, das Tomatenmark und die Mehl-Gewürz-Kombination hinzugeben.

4. Unter ständigem Rühren 1 Minute kochen lassen. Dann in Brühe aufkochen lassen. Die Hitze bis zum Kochen reduzieren. Noch ein oder zwei Minuten weiter verquirlen.

5. Die Avocado und die grünen Zwiebeln hacken.

6. Bohnen, Zwiebeln, Mais und Kreuzkümmel in einer Schüssel vermengen. Die gekochte Quinoa hinzugeben und umrühren. Dann die Avocado hinzugeben.

7. Den Ofen auf 375 Grad Fahrenheit vorheizen. Eine Auflaufform leicht bestreichen, den Boden mit einer kleinen Menge Soße bestreichen.

8. Verteilen Sie die Bohnenmischung in der Mitte jeder Tortilla. Rollen Sie sie auf und legen Sie die Naht mit der Seite nach unten in die Schale.

9. Gießen Sie den Rest der Soße auf die Unchiladas.

10. 25 Minuten lang backen

Schlussfolgerung

Vielen Dank, dass Sie es bis zum Ende von Fitness-Ernährung geschafft haben. Hoffentlich war es informativ und konnte Ihnen alle Hilfsmittel zur Verfügung stellen, die Sie zur Erreichung Ihrer Ziele benötigen, was immer diese auch sein mögen.

Der nächste Schritt ist, mit dem Training zu beginnen!